NOTICE

SUR

L'ÉTABLISSEMENT THERMAL

DE

ROYAT

(PUY-DE-DOME),

Par le docteur NIVET,

MÉDECIN-INSPECTEUR DES EAUX DE ROYAT ET DE SAINT-MART,

Professeur adjoint à l'Ecole préparatoire de Médecine et de Pharmacie de Clermont,
Ancien Interne en Médecine et en Chirurgie des Hôpitaux de Paris,
Membre titulaire de l'Académie des Sciences, Belles Lettres et Arts de Clermont,
Membre honoraire de la Société Anatomique de Paris,
Membre correspondant des Sociétés Médico-Chirurgicale et Médico-Pratique de Paris,
Médecin des Épidémies de l'arrondissement de Clermont,
Membre correspondant de la Société d'Hydrologie médicale et de la Société médicale d'Emulation de Paris,
Membre correspondant des Sociétés de Médecine de Hambourg et de Dijon, etc.

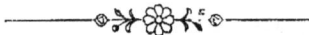

CLERMONT-FERRAND,

IMPRIMERIE DE THIBAUD-LANDRIOT FRÈRES, LIBRAIRES,

Rue Saint-Genès, 10.

1855.

NOTICE

sur

L'ÉTABLISSEMENT THERMAL

DE ROYAT

(PUY-DE-DÔME).

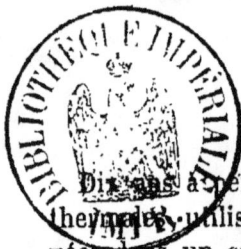

Dix ans à peine se sont écoulés depuis que des sources thermales, utilisées autrefois par nos ancêtres, ont été trouvées dans un communal appartenant au village de Royat, et déjà les guérisons obtenues ont été assez nombreuses pour nous autoriser à placer les thermes qu'elles alimentent parmi les établissements les plus importants de l'Auvergne.

Le petit bassin où sont groupées ces fontaines minérales portait jadis le nom de Saint-Mart ou Saint-Marc ; il est à l'ouest et à deux kilomètres de Clermont-Ferrand, dans la vallée de Tiretaine dont les touristes ne se lasseront jamais d'admirer la belle végétation, les grottes curieuses, les sources limpides et les magnifiques points de vue.

Autour de l'Établissement thermal le sol se compose de terrains de transport et de calcaires travertins qui s'appuient sur des arkoses et des argiles. Ces derniers dépôts sont eux-mêmes surmontés, du côté du sud, d'escarpements de laves, hérissés de pointes et d'inégalités au milieu desquelles sont fixés des bouquets de noisetiers et de chênes qui se mêlent aux grappes dorées de genêts et aux fleurs roses des églantiers.

Vers le nord s'élève la montagne de Chateix que couronnait autrefois le château de Waifre, duc d'Aquitaine. Battu en 768 par les soldats de Pepin, Waifre fut assassiné par un séïde du roi de France et son château fut détruit et brûlé. Les blés incendiés et les débris des tours et des murailles crénelées sont cachés aujourd'hui sous la verdure des châtaigniers, des vignes et des cerisiers sauvages (1).

Au fond de la vallée les eaux de Tiretaine roulent, bruyantes et rapides, au milieu des digues et des blocs de rochers qui encombrent son lit, pendant que le ruisseau du bief coule paisiblement entre deux rangées d'arbres ou d'arbrisseaux, et fournit à de nombreuses usines un moteur puissant et économique. De vertes et fécondes prairies, dans lesquelles apparaissent çà et là les jolies fleurs bleues du myosotis et les corolles jaunes des renoncules, bordent les rives des deux cours d'eau.

HISTORIQUE.

Plusieurs historiens ont parlé des sources thermales de Saint-Mart : Belleforest, Audigier, Chomel et Delarbre en ont fait mention ; mais il est douteux que les renseignements laissés par ces auteurs s'appliquent aux anciennes piscines trouvées dans le communal de Royat.

Nous croyons au contraire que Jean Banc, qui écrivait en 1605, a fait allusion, dans les phrases suivantes, à ces vieux débris de l'époque gallo-romaine :

Et qui ne voit à Sainct-Marc vne infinité de telles sources froides et chaudes, voyre des bains encores adjencez par l'antiquité qui, en ceste vieillesse et caducité, sont altérez de leur force et vertu; la négligence des voysins du lieu y ayant laissé mesler des sources froides et douces. Cet auteur ajoute qu'il serait facile *d'arrêter les infiltrations et de réparer ces bains qui marquent estre vne pièce fort ancienne d'employ et qui n'est pas beaucoup ruinée..... Il n'appartenait qu'aux Romains d'immortaliser leur mémoire par l'architecture tant forte et bien cimentée.*

Les désirs de Jean Banc ont été tardivement accomplis; les habitants de Royat, dirigés par le maire Thibaud, le curé Vedrine et le fontainier Zani, ont décombré, en 1843, deux belles piscines, et enlevé des masses considérables de travertins au-dessous desquels on a trouvé de nombreuses

---

(1) L'excavation où l'on trouve les grains de blé brûlé porte le nom inexact de *Grenier de César.*

sources thermales. Pendant les travaux d'assainissement exécutés par M. Buchetti-Zani en 1845, une source nouvelle a été découverte et a porté le volume total des eaux minérales à 280 litres par minute. Ce sont ces eaux qui ont alimenté, pendant dix ans, le premier établissement thermal de Royat, dont l'ouverture et l'exploitation ont été autorisées par un arrêté ministériel en date du 15 décembre 1843.

Cet Etablissement, de forme ovale, renfermait treize cabinets à bains, deux cabinets à douches avec baignoires, et une piscine hexagonale divisée en plusieurs compartiments.

A cette époque, la fontaine de la piscine carrée servait de buvette.

La température de la source des bains était de + 35°, et celle de la buvette de + 34°,5 centigrades. En 1852, les sources thermales dont nous venons de parler, et qui appartiennent à la commune de Royat, ont été affermées à MM. Buchetti-Zani et Lhuer. A dater de cette époque, une ère nouvelle, pleine d'avenir, a commencé : après avoir jeté les fondements d'un vaste édifice, on a exécuté des fouilles qui ont permis d'arriver sur le bouillon principal des sources thermales de Royat; et le volume total des eaux, mesuré par M. François, ingénieur des mines, s'est élevé à 857 litres par minute.

NOUVEL ÉTABLISSEMENT THERMAL.

La gorge ombreuse où est placé le village de Royat est profondément encaissée entre deux séries de hauteurs granitiques, dont les pentes inférieures, très-boisées, sont baignées par le ruisseau, ce qui rend ce village humide et malsain.

L'Établissement thermal est à l'est et à six cents mètres du chef-lieu de la commune, à l'endroit où les soubassements des montagnes viennent se confondre avec les coteaux peu élevés et couverts de vignobles, qui bordent la vaste plaine où l'Allier serpente au milieu des moissons dorées et des prairies plantées d'arbres fruitiers.

Protégée contre les vents de l'ouest et du nord-ouest par le puy de Chateix et par les beaux rochers de Saint-Mart, cette partie de la vallée est largement ouverte du côté de l'orient. L'air qu'on y respire est très-pur, et la température de l'atmosphère y est aussi douce que dans la Limagne; ce qui permet d'ouvrir la saison au commencement du mois de mai et de la prolonger jusqu'à la fin de septembre. Des voitures-omnibus parcourent incessamment la route qui conduit de Clermont à Saint-Mart, et transportent les malades à l'Etablissement thermal et les touristes à Royat ou au Mont-d'Or.

La construction des nouveaux thermes a été dirigée par M. Agis Ledru, architecte à Clermont; elle a été commencée au mois de mai 1852.

Tout en tenant compte des exigences et des progrès de la civilisation, M. Ledru a puisé dans l'étude des édifices romains les inspirations qui l'ont guidé dans le choix du style, de la forme architecturale et des décorations. La longueur totale de la façade principale dépasse 80 mètres; le frontispice forme avant-corps du côté du sud; il est percé de trois grandes ouvertures en arcades, en avant desquelles se détachent quatre colonnes isolées, d'ordre ionique, sur lesquelles on a placé des statues. L'arcade du milieu sert de porte et conduit dans le vestibule. Les ailes se développent à droite et à gauche du frontispice; elles sont ornées, à l'extérieur, de pilastres qui les divisent en sept travées; au milieu de chacune de ces travées existent deux fenêtres cintrées qui éclairent les cabinets à bains. Des terrasses couvertes en bitume recouvrent les voûtes de ces cabinets, et se prolongent jusqu'aux murs plus élevées qui soutiennent la toiture de la galerie centrale.

Les ailes se terminent par un bâtiment dont le faîte domine les galeries.

Dans le vestibule, qui est grandiose, viennent s'ouvrir, à droite et à gauche, les galeries qui renferment chacune vingt-quatre cabinets munis de baignoires en laves de Volvic. On trouve, en outre, dans la partie la plus reculée de l'Etablissement thermal, deux grandes piscines munies de douches; deux salles d'aspiration, et deux vestiaires chauffés, et de plus, six cabinets à douches et à bains de vapeurs.

Le bâtiment annexe renferme six cabinets à douches et

un vaste générateur qui alimente les douches de vapeurs et les salles d'aspiration. On construit un nouveau bâtiment qui contiendra douze cabinets à douches.

PROPRIÉTÉS PHYSIQUES ET CHIMIQUES
DE L'EAU MINÉRALE.

La buvette, les baignoires, les piscines et les douches des nouveaux thermes sont alimentées par une seule fontaine minérale, dont l'eau fait monter le thermomètre centigrade à $+ 35^o,5$ ($+ 28^o,4$ R.). Cette température convient parfaitement pour préparer les bains minéraux tempérés. Et comme le volume de la source dépasse de beaucoup les besoins du service, on laisse couler dans chaque baignoire, pendant toute la durée de l'immersion, un jet assez considérable pour que la température de l'eau ne varie pas. Cette circonstance, dont tous les médecins instruits apprécieront l'utilité, donne à nos bains de baignoire les avantages des bains de piscine, tout en évitant les inconvénients que peuvent avoir ces derniers.

Quand on veut obtenir des bains chauds ou des douches marquant $+ 36^o$ à $+ 40^o$ centigrades, on ajoute un huitième à un quart d'eau minérale chauffée à $+ 60^o$ centigrades.

La source de Royat s'échappe d'un canal qui est creusé dans le calcaire travertin; elle est incessamment soulevée par un courant de gaz acide carbonique qui la maintient dans un état apparent d'ébullition. Cette eau, dont la saveur est acidule, légèrement alcaline et ferrugineuse, laisse déposer dans les canaux qui reçoivent son trop plein une certaine quantité de carbonate rouge de fer, mêlé de carbonate de chaux. Plus loin, on observe une écume verte qui annonce la présence de la matière organique. Il résulte de l'analyse faite, en 1843, par M. Aubergier, et, quelques mois plus tard, par nous-même, que l'eau minérale de Royat contient de l'acide carbonique, du bicarbonate de soude, du sulfate de soude, du chlorure de sodium, des bicarbonates de chaux, de magnésie et de fer, de la silice et de la matière organique. Plus tard, nous y avons trouvé de la strontiane qui est unie à la chaux, et une quantité minime d'apocrénate et de crénate de fer. M. Chevalier, membre de l'Académie de médecine et l'un des chimistes les plus distingués de Paris, a constaté la présence d'une quantité minime d'arsenic dans les eaux du Mont-d'Or et dans celles de Royat.

Si l'on compare les eaux de ces deux localités, on est obligé de reconnaître qu'elles contiennent les mêmes éléments thérapeutiques; seulement, les doses de ces éléments ne sont pas les mêmes. A Royat, les quantités de sels sont plus considérables qu'au Mont-d'Or; mais si la stimulation saline est moins forte dans cette dernière commune, la stimulation thermale est beaucoup plus grande, ce qui fait compensation. Ce qu'il y a de certain, c'est qu'on guérit avec les eaux du premier Etablissement les maladies qui sont combattues avec succès par les eaux du second. Il faut espérer qu'on arrivera plus tard à déterminer, d'une manière précise, à quels tempéraments il faut administrer les eaux du Mont-d'Or, à quels tempéraments il vaut mieux prescrire les eaux de Royat. En attendant que cette question soit tranchée, nous allons indiquer l'analyse de l'eau minérale de Royat que nous avons faite en 1843, en suivant les procédés qui sont indiqués dans les ouvrages du baron Thénard, de Berzelius et de M. Henry.

NOMS DES SELS.	ROYAT.	NOMS DES SELS.	ROYAT.
ANALYSE CALCULÉE.	Gde Source	ANALYSE TROUVÉE.	Gde Source
	Gramm.		Gramm.
Bicarbonate de soude.....	1,1830	Proto-carbonate de soude..	0,8356
Sulfate de soude.........	0,2250	Sulfate de soude.........	0,2250
Chlorure de sodium.......	1,7421	Chlorure de sodium.......	1,7421
— de magnesium...	traces.	— de magnesium...	traces.
Bicarbonate de magnésie...	0,4237	Proto-carbon^te de magnésie.	0,2800
— de chaux.....	1,0203	— de chaux....	0,7100
— de fer........	0,0485	— de fer......	0,0350
Crénate et apocrénate de fer.	0,0100	Crénate et apocrénate de fer.	0,0100
Silice.................	0,0860	Silice.................	0,0860
Matière organique........	traces.	Matière organique........	traces.
Perte.................	0,2463	Perte.................	0,2463
TOTAL des sels par litre d'eau............	4,9849	TOTAL des sels par litre d'eau............	4,1700

M. Aubergier, auquel nous devons une analyse de la source de la buvette, assure que l'eau minérale de Royat contient par litre $0^{litre},215$ d'acide carbonique. D'après le baron Thénard, la proportion de l'arsenic s'élève dans les sources de Royat à $0^{milligr.},35$ par litre d'eau, et au Mont-d'Or à $0^{milligr.},53$ pour la même quantité de liquide minéral.

ACTION THÉRAPEUTIQUE.

Les eaux minérales acidules, alcalines, ferrugineuses et salines de Royat doivent être rangées parmi les eaux toniques, emménagogues et stimulantes, dont les effets ont été parfaitement décrits dans l'*Annuaire des eaux minérales de la France* (1851).

« En résumé, disent les auteurs de cet ouvrage remarquable, les eaux minérales, par leur mode excitant, relèvent graduellement les forces singulièrement affaiblies dans les maladies de long cours, et substituent à un état chronique un état momentanément aigu qui réveille les organes engourdis, active les sécrétions et provoque des crises salutaires par les urines et les sueurs, etc., tandis que leur *mode altérant* ramène, par un travail lent, insensible, mais continu, les liquides altérés à leur état normal (1). De cette simultanéité d'action résulte une puissance curative à nulle autre pareille pour le traitement des affections chroniques. »

Ajoutons à ces considérations générales que les eaux minérales de Royat appartiennent à l'ordre des sources thermales; ce qui les rend propres à combattre non-seulement les maladies chroniques de l'estomac, des intestins et des organes génito-urinaires, mais encore celles du larynx et des poumons.

(1) Mêlés au sang, les sels minéraux arrivent jusqu'aux tissus malades, dont ils réveillent directement l'action.

MODE D'ADMINISTRATION.

Eaux prises en Boisson.

Les eaux de Royat sont prises, chaque matin, pendant quinze à vingt jours. Après deux ou trois semaines de repos on peut faire une nouvelle saison. Les mois de mai, de juin, de juillet, d'août et de septembre favorisent mieux que les mois d'hiver les effets des eaux ; mais on peut les boire en tout temps, à la condition qu'on aura soin de ne pas s'exposer à l'action du froid pendant qu'on en fera usage.

La dose des eaux thermales de Royat doit varier suivant la maladie et le tempérament des personnes auxquelles on les administre.

Quand on veut obtenir ce que les anciens appelaient un effet altérant ; quand, en d'autres termes, on tient à ce que le liquide minéral soit absorbé, se mêle au sang, et arrive ainsi dans toutes les parties du corps, il faut en boire deux à cinq verres, de quart d'heure en quart d'heure.

Si, après l'ingestion d'un verre entier, le malade éprouve une sensation de chaleur ou de pesanteur dans la région de l'estomac, si la soif devient vive, il est nécessaire de prescrire des doses encore moins élevées, et l'on se contente d'administrer deux à quatre demi-verres d'eau qui sera bue pure ou mêlée, avec du lait chaud ou des infusions également chaudes de tilleul ou de violette. D'autres personnes ajoutent, dans chaque prise, un peu de sirop de gomme.

Les eaux de Royat, ainsi administrées, ne sont réellement utiles que lorsqu'on les digère facilement, que lorsqu'elles ne provoquent pas la diarrhée.

Ces doses peu élevées doivent être conseillées aux personnes affectées de chlorose ou d'anémie, de rhumes anciens, d'aphonie ou d'enrouement, de laryngite, de bronchite ou de pneumonie chroniques et apyrétiques ; d'asthme humide ; de gastralgie et d'entéralgie simples, chlorotiques, rhumatismales ou goutteuses. Elles conviennent aussi aux convalescents affaiblis par une diète prolongée, des saignées ou des fièvres intermittentes.

A la dose de six à dix verres, les eaux de Royat deviennent purgatives et servent à combattre les embarras gastrites et intestinaux, la constipation, les hydropisies atoniques internes et externes et les paralysies incomplètes. Il est souvent nécessaire d'ajouter, dans les deux premiers verres, une cuillerée à café de magnésie anglaise ou bien quatre à cinq grammes de sulfate de magnésie.

C'est surtout quand on prend l'eau minérale de Royat à haute dose qu'il faut en surveiller les conséquences.

Eaux minérales transportées.

Pendant que nous étions chargé du service de clinique médicale de l'école préparatoire de médecine et de pharmacie de Clermont, nous avons employé, avec le plus grand succès, l'eau minérale de Royat transportée, chez des personnes atteintes de bronchites chroniques.

Les eaux de Royat, bien bouchées et placées dans un lieu frais, conservent leurs propriétés médicinales pendant plusieurs mois. Au moment de s'en servir, on débouche la bouteille, on la plonge dans de l'eau très-chaude; et on boit le liquide minéral quand il fait monter le thermomètre centigrade à $+ 35$ ou $+ 36°$ centigrades.

Voici un autre procédé qui est plus expéditif : on ajoute à un demi-verre d'eau minérale de Royat, un quart de verre d'eau de gomme bouillante ou de lait très-chaud, et on obtient ainsi la température nécessaire pour que le mélange puisse être bu immédiatement.

Eaux prises en Bains.

Appliquées sous la forme de bains, les eaux minérales de Royat sont fortifiantes et toniques, et même un peu excitantes chez quelques personnes. Les bains tempérés dont la chaleur varie entre $+ 34$ et $+ 35°$ centigrades (27 à 28° Réaumur), conviennent au plus grand nombre des malades; nous sommes parfaitement d'accord sur ce point avec notre confrère Vernières. Ces bains doivent être prescrits aux individus débilités par l'habitation des grandes villes, ou par de longues maladies; à ceux qui, sans être malades, sont d'un tempérament lymphatique; aux jeunes filles qui ont les pâles couleurs ; aux personnes affectées de dyspepsie, de gastralgies ou d'entéralgies subaiguës; de gastro-enterites chroniques ; d'inflammations invétérées des muqueuses qui tapissent les organes genito-urinaires. Ils sont également utiles aux individus atteints d'engorgements des articulations consécutifs aux fractures, aux entorses, aux luxations et aux arthrites simples et scrofuleuses ; les rachitiques et les scrofuleux se trouvent bien de leur usage.

Les bains chauds, dont la température est de $+$ 36 à $+$ 40° centigrades, seront conseillés aux goutteux et aux rhumatisés. Ils occasionnent parfois des éruptions qui sont favorables, ou des aggravations des douleurs qui ne doivent nullement effrayer les malades.

Les bains de piscine peuvent remplacer les bains tempérés des galeries ; ils marquent $+$ 34° centigrades.

Douches.

L'Etablissement thermal possède encore des douches d'eau minérale à toutes températures; on y trouve aussi des douches ascendantes et des douches de vapeur.

Les douches minérales sont spécialement conseillées dans les cas de rhumatismes fixés depuis longtemps sur un membre ou une articulation et dans les tumeurs blanches.

Les douches ascendantes servent à combattre la constipation.

Les douches de vapeur sont administrées aux rhumatisés chez lesquels les douches minérales ont échoué.

Salles d'Aspiration.

Les salles d'aspiration de la Basse-Auvergne sont des moyens très-puissants qui agissent en même temps sur la muqueuse pulmonaire et sur le tégument externe.

Ce sont de véritables *sudatorium* qui diffèrent très-peu des étuves humides des anciens. Il résulte en effet des expériences que nous avons faites et de celles qui ont été tentées au Mont-d'Or, que les sels de l'eau minérale restent dans le générateur, et que l'eau vaporisée et les gaz dissous sont les principaux éléments actifs qui viennent s'ajouter à l'air renfermé dans les salles d'aspiration que l'on pourrait tout aussi exactement désigner sous le nom de salles de transpiration et de fumigation.

Les divers étages des salles d'aspiration de Royat n'offrent pas la même température. Au rez-de-chaussée le thermomètre marque + 30 à + 31° centigrades, au deuxième étage + 35 à + 36°, au troisième + 38 à + 40°.

Cette température plus élevée des couches supérieures doit engager les malades à entrer dans la salle d'aspiration avec de bonnes chaussures et des bas de laine, afin d'éviter le refroidissement des pieds et le refoulement du sang vers la tête.

Tous les bons observateurs savent parfaitement que le même degré de chaleur et d'humidité affecte d'une manière différente la peau et les muqueuses des divers individus ; en établissant des gradins, comme on l'a fait dans les salles d'aspiration de Royat, on a permis aux malades de trouver la température qui convient le mieux à leur idiosyncrasie.

L'air chaud des *sudatorium* mêlé à une proportion minime d'acide carbonique, de vapeur d'eau et de matière organique, pénètre dans les cavités nasales et buccales, et arrive dans le pharynx, le larynx et les bronches ; il agit sur la membrane muqueuse qui les tapisse à la manière des stimulants. Mais indépendamment de cette action intérieure, il en est une autre qui est tout aussi puissante et qui s'exerce sur la peau. Cette membrane, fortement chauffée, devient le siége d'une transpiration plus ou moins abondante dont l'effet dérivatif est souvent d'une grande utilité.

Un vestiaire chauffé précède la salle d'aspiration ; les malades doivent y laisser leurs vêtements et s'envelopper dans un peignoir de flanelle avant de pénétrer dans le *sudatorium* où ils peuvent rester une demi-heure à une heure.

Ils s'arrêteront un instant au rez-de-chaussée, et ils monteront ensuite d'étage en étage jusqu'à ce qu'ils aient trouvé le degré qui leur convient le mieux. S'il survient de l'oppression ou du mal de tête, il faut qu'ils descendent d'un ou deux étages ; le mal de tête exige en outre l'emploi des lotions d'eau froide sur le front.

En sortant de la salle d'aspiration il est indispensable d'échanger le premier peignoir contre un autre vêtement de même forme bien sec et bien chaud.

Après un séjour de trois quarts d'heure à une heure dans le vestiaire, on s'habille et on a soin de ne pas s'exposer au froid et aux courants d'air.

Les salles d'aspiration, prescrites en même temps que les eaux prises à dose modérée, agissent d'une manière puissante dans les phlegmasies chroniques des muqueuses qui tapissent les voies aériennes ; elles guérissent ou améliorent rapidement les maux de gorge, les coryza, les catarrhes pulmonaires et les asthmes humides ; on peut également les administrer aux personnes atteintes de rhumatismes invétérés.

Contre-Indications.

L'existence de la fièvre, quelle que soit la cause qui l'entretienne, doit engager les médecins à ne prescrire ni les eaux, ni les bains minéraux. Le cancer des organes intérieurs, l'anévrisme grave du cœur, la phthisie aiguë et les hémorrhagies actives contre-indiquent également leur emploi.

Soins hygiéniques.

Les malades qui font usage des bains, des douches et des salles d'aspiration, doivent se vêtir chaudement, et éviter avec le plus grand soin les refroidissements et les courants d'air. Ils doivent en outre suivre un régime substantiel, et éviter les crudités, les aliments indigestes et les salaisons.

Les promenades en plein air, à cheval ou en voiture, sont également fort utiles ; à la condition qu'elles auront lieu dans un moment où le temps sera calme, l'air sec et la température de l'atmosphère douce et tiède.

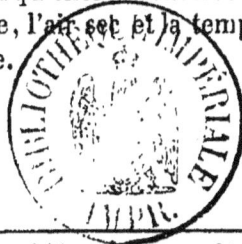

Clermont, impr. de THIBAUD-LANDRIOT frères.

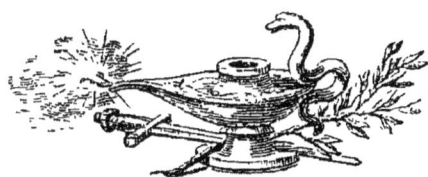

www.ingramcontent.com/pod-product-compliance
Lightning Source LLC
Chambersburg PA
CBHW050410210326
41520CB00020B/6544